RÉSULTATS GÉNÉRAUX

DE

642 OSTÉOCLASIES

DE QUELQUES

DIFFICULTÉS A OPÉRER ET A REDRESSER

PAR

LE DR V. ROBIN

Mémoire lu au Congrès français de Chirurgie
dans sa séance du 12 octobre 1894.

LYON

IMPRIMERIE ALEXANDRE REY

4, RUE GENTIL, 4

1894

RÉSULTATS GÉNÉRAUX

DE

642 OSTÉOCLASIES

DE QUELQUES

DIFFICULTÉS A OPÉRER ET A REDRESSER

PAR

Le Dʳ V. ROBIN

Mémoire lu au Congrès français de Chirurgie
dans sa séance du 12 octobre 1894.

LYON

IMPRIMERIE ALEXANDRE REY

4, RUE GENTIL, 4

1894

RÉSULTATS GÉNÉRAUX

Mémoire lu au Congrès français de Chirurgie
dans sa séance du 12 octobre 1894

Il y a douze ans que, dans le service de Daniel Mollière, mon maître et si regretté ami, je faisais la
première opération d'ostéoclasie. Pendant de longues
années encore, c'est dans son service que j'ai toujours
opéré, aidé et encouragé dans mes recherches par
sa grande science chirurgicale et par son extrême
bienveillance.

Actuellement, mon expérience porte sur 642 opérations comprenant toutes les difformités des membres supérieurs comme des membres inférieurs : cals
vicieux, courbures rachitiques, pieds bots, *genu valgum*, ankyloses vicieuses du genou, de la hanche.

J'ai donc pu généraliser l'ostéoclasie, j'en ai fait
une méthode simple, précise, applicable à tous les cas.

Je compte actuellement 48 de mes opérés qui font ou ont fait leur service militaire, c'est dire que nombre de mes résultats ont atteint la perfection. Tous ont été bons.

Je n'ai jamais eu de complications. Ma méthode est donc des plus bénignes. Je dirai en outre qu'elle joint à ces qualités de bénignité et d'efficacité une simplicité très grande dans les diverses opérations qu'elle comporte.

Mais si, dans toutes ces multiples applications de ma méthode, je l'ai toujours trouvée très simple, il est cependant des cas qui présentent plus de difficultés.

Ces difficultés peuvent se ranger en deux catégories : *difficultés opératoires* et *difficultés du redressement*.

Je dois être court ; puisque mon temps est limité, je tairai ce qui a trait à la hanche et restreindrai surtout la partie clinique de mon sujet.

Dans un prochain traité d'ostéoclasie, je me réserve de donner de plus amples détails et des observations plus nombreuses.

I

DIFFICULTÉS OPÉRATOIRES

Je pourrais intituler ce paragraphe les *Petits moyens de l'ostéoclasie*, car ces difficultés qui paraissent au premier abord insurmontables, se réduisent en fait, comme vous le verrez, à bien peu de chose. Et cependant, ces petits moyens ont une grande importance, car j'ai vu souvent des chirurgiens ayant renoncé à l'ostéoclasie pour ne les avoir pas connus.

Je l'ai souvent répété, le principe essentiel de l'ostéoclasie est de serrer l'os, de l'immobiliser avant de le briser, sans cela la force se trouve disséminée, perdue, nuisible même; pas de précision, pas d'innocuité, impuissance de briser un os dans sa longueur, à plus forte raison impossibilité absolue de le fracturer à ses extrémités. Tel est le principe général que j'ai établi ; mais, est-il toujours applicable ?

J'ai entendu beaucoup de chirurgiens me dire : « J'ai souvent appliqué votre méthode d'ostéoclasie, mais je n'ai pu l'appliquer toujours. » En effet, dans certains cas de courbures rachitiques de la jambe, par exemple, à cause de la déformation du membre, il est impossible de serrer l'ostéoclaste, on ne saisit le membre que par trois points.

Telle est la difficulté ; voici le remède : Je remplis avec des compresses mouillées les dépressions de l'os, j'efface ainsi saillies et dépressions ; j'égalise par là même le serrage en disséminant la pression qui limitée pourrait être nuisible, et je brise l'os avec la plus grande facilité. Dans ces cas le redressement peut lui-même n'être pas facile ; mais j'y reviendrai tout à l'heure.

Une autre difficulté opératoire consiste dans la résistance de l'os à briser. Il arrive parfois que, quel que soit l'effort du chirurgien, l'os résiste. Il faut alors faire l'appel d'un aide.

Mais généralement, dans la circonstance, le chirurgien non prévenu est pris de crainte et n'ose pas forcer ; cette crainte n'est nullement justifiée, il se produit seulement au niveau de la fracture un point limité de la peau qui est comme parcheminé ; au bout d'une heure tout a disparu. Dans ces cas rares, qui se rencontrent surtout chez les adultes rachitiques de la première enfance ou chez les anciennes ostéites éburnées, il se présente, outre cette difficulté à casser l'os, des particularités de redressement sur lesquelles j'insisterai dans le second paragraphe.

Il existe une troisième difficulté qui se rencontre particulièrement dans les cals vicieux de l'extrémité inférieure du radius et des fractures sus-malléolaires. Cette difficulté tient au peu de longueur du fragment inférieur qui est quelquefois si court qu'il repose à peine sur la moitié, le quart même de la courroie du levier. Il faut, dans ce cas, serrer un peu plus fort et faire maintenir par la main d'un aide la courroie qui tend à glisser. Tout cède alors facilement, car je n'ai jamais rencontré de cals bien résistants.

Une quatrième difficulté se présente souvent chez les enfants rachitiques : elle tient à la brièveté des membres; ils sont trop courts pour être saisis et serrés convenablement par l'ostéoclaste. Dans ce cas, il faut placer sur la planche qui sert d'assise à l'appareil, une autre planche moins longue et d'une certaine épaisseur (3 à 4 centimètres), si l'on n'a pas de planche, un livre d'épaisseur et de longueur voulues fera très bien l'affaire. On serre un peu plus fort qu'à l'ordinaire, deux ou trois tours de manivelle en retenant le ressort suffisent. L'opération se fait alors le plus simplement du monde.

Dans les cas de membres extrêmement courts, alors que la gouttière est trop longue, il y a un moyen bien simple, c'est d'en choisir une plus courte, et si celle-ci est encore trop longue, il faut alors la supprimer et supprimer également le collier de derrière; on serre alors avec le collier de devant, en ayant soin de tenir le levier presque horizontal à son point de départ, afin d'éviter le basculement du collier en arrière au moment où le levier agit.

Reste une cinquième difficulté : elle a trait à l'ostéoclasie sus-condylienne pour l'ankylose du genou, lorsque cette ankylose est à angle droit. Fracturer le plus bas possible ici est une nécessité, car il faut éviter la saillie exagérée du genou et réduire le plus possible le raccourcissement. Mais si avec la courroie de l'ostéoclaste il est facile de saisir les condyles fémoraux lorsque la jambe est dans l'extension, cette application devient impossible lorsque la jambe est fléchie comme dans l'ankylose à angle droit. Il y a donc quelques modifications à introduire : au lieu de fracturer d'arrière en avant comme à l'ordinaire, il faut fracturer latéralement de dedans en dehors. Mais comme ici l'application de la courroie est impossible, il faut la remplacer par ce que j'ai appelé l'*étrier*. Celui-ci saisit le genou en dedans comme une main fléchie sur elle-même ; une tige fixée à une planche mobile, maintenue entre le membre et l'ostéoclaste, retient l'étrier de manière à l'empêcher de basculer en avant lorsqu'on soulèvera le levier. L'opération devient ainsi extrêmement facile, comme à l'ordinaire. J'ai procédé de cette façon pour redresser le malade que je présente : il était complètement perclus avec les deux genoux à angle droit ou plutôt aigu, comme on le voit sur cette photographie.

II

DIFFICULTÉS DANS LE REDRESSEMENT

Il me reste à parler d'autres difficultés d'un ordre différent, celles qui se rattachent au redressement. J'ai déjà traité ce sujet en diverses circonstances ; mais on ne saurait trop y revenir et fixer d'ailleurs les indications d'une manière précise, ce qui est d'un intérêt capital pour le malade et pour le chirurgien que j'ai vu souvent incertain.

Après l'ostéoclasie, j'ai pratiqué quatre sortes de redressements : le redressement immédiat, le redressement retardé, le redressement éloigné et le redressement successif.

Les indications de ces différents modes de redressement se tirent du degré même de la difformité, de l'état des parties malades et de la structure de l'os. D'une manière générale ce qui fixera le mieux le chirurgien, c'est la manière dont l'os se sera fracturé. C'est vraiment ici le cas de dire : « Opérez d'abord, vous verrez ensuite ce qu'il y aura lieu de faire. »

Redressement immédiat.

La plupart du temps chez les enfants et quelques rares fois chez les adolescents, l'os se fracture sans bruit : l'opérateur seul a la sensation d'une résistance vaincue ; signaler cette circonstance, est chose importante, l'opérateur novice peut s'y tromper, et je sais, que dans un cas, faute de connaître cette particularité, on s'est acharné sur cet os brisé au point de s'exposer à tout arracher, parce qu'on n'avait pas entendu le bruit de la fracture.

Dans ces cas où les os cèdent sans bruit, l'indication est nette : on peut redresser immédiatement sans aucun inconvénient ; on n'aura nullement à redouter les complications dont je parlerai plus bas.

Dans l'immense majorité des cas, chez les adolescents et les adultes, la fracture se produit avec un bruit sec caractéristique. Voici alors la conduite à tenir.

Redressement retardé.

Il faut bien se garder de toucher au membre fracturé, éviter tout mouvement qui pourrait compléter la fracture, car, excepté dans les cas rares dont je parlerai, la fracture est toujours non seulement sous-périostée, mais incomplète.

On replace alors le malade dans le bandage plâtré préparé la veille et qui reproduit exactement l'état du membre dans sa difformité ; on attend ainsi le commencement d'une consolidation. Chez les adolescents forts, si l'os a opposé une résistance moyenne, cinq à six jours suffisent ; huit jours pour un os plus résistant, plus sec. Telle est la règle générale. C'est ce qui constitue le redressement retardé que j'ai souvent décrit ; je n'insisterai pas : l'on sait que j'évite ainsi tout phénomène inflammatoire y compris la douleur, le gonflement et particulièrement l'hydarthrose de l'articulation la plus voisine : l'hydarthrose du genou dans le *genu valgum*, par exemple. Je procède de même à l'égard des ankyloses peu accusées. C'est dans cette catégorie que se rangent la plupart des malades que j'ai opérés, mais il reste certains cas chez lesquels je pratique le redressement beaucoup plus tard. C'est ce que j'appelle le redressement éloigné.

Redressement éloigné.

Je présenterai tout à l'heure deux malades qui se rattachent à cette catégorie. Je dois dire tout de suite que l'indication du redressement éloigné existe rarement chez les adolescents, plus fréquemment chez les adultes, rachitiques dès l'enfance, dont les os éburnés opposent une résistance considérable ; et, détail très important, résistent sans plier. Il n'existe presque pas de périoste. La fracture dans ces cas est complètement ballottante.

Il faut faire le redressement après vingt, trente et même quarante jours ; c'est le redressement éloigné.

J'ai vu quatre cas seulement rentrant dans cette catégorie.

Cette manière de procéder est absolument indispensable, elle m'a tiré du plus grand embarras, comme on va le voir dans l'observation suivante :

PREMIÈRE OBSERVATION

Cette malade avait vingt-deux ans lorsque je l'ai opérée à l'orphelinat des Religieuses de Saint-Vincent-de-Paul, avec l'aide de M. le Dr Rendu, le médecin de l'asile. Rachitique dès l'enfance, elle avait un *genu valgum* double, très accusé surtout à droite. Les os éburnés, secs, très résistants, furent fracturés avec un effort considérable ; sans flexion avant la fracture, celle-ci complète d'emblée. La malade fut placée comme à l'ordinaire dans une gouttière plâtrée préparée la veille. Le dixième jour je pratiquai le redressement avec la plus grande facilité ; la contention fut maintenue à l'aide d'un fort bandage plâtré fait dans les meilleures conditions.

Le lendemain, je fus très étonné d'apprendre que la malade avait beaucoup souffert ; et je constatais alors, à droite et à gauche, un chevauchement très marqué : le fragment supérieur faisait saillie en avant, selon le mode classique des chevauchements, dans les fractures accidentelles du fémur.

Que faire ? J'eus d'abord recours aux tractions ; — elles ne me donnèrent aucun résultat.

Je fis alors appel au bandage de zinc préconisé par nos confrères de l'armée, et que le regretté Dr Ribbard vint appliquer lui-même. Il fut aussi inefficace. — De plus en plus perplexe, j'eus alors l'idée de replacer les deux membres fracturés, dans leur attitude primitive, c'est-à-dire non redressés, et je constatais, avec plaisir, que non seulement les fractures se réduisaient facilement, mais encore que la contention était assurée par un simple bandage plâtré. — Huit jours après, je tentais de nouveau le redressement et constatais la même tendance au chevauchement. Je compris alors la nécessité d'attendre qu'un cal assez résistant vînt unir ces extrémités osseuses ballottantes, afin de pouvoir pratiquer, sans inconvénient, le redressement des membres. — J'attendis donc vingt jours encore, et tout se passa, comme je l'avais prévu, sans difficulté et sans chevauchement.

Mais un temps considérable s'était écoulé, àu milieu de ces diverses tentatives : le cal fut long à se former. J'avais eu, outre le chevauchement, de la douleur, du gonflement; toutes ces causes réunies avaient eu pour suites fâcheuses une raideur assez marquée des deux genoux qui nécessita une saison à Aix–les–Bains. Ankylose d'ailleurs qui persiste encore aujourd'hui : le genou, libre dans une certaine étendue, ne possède pas encore son entière liberté de mouvement.

Par ce fait on peut conclure quelle est l'importance du redressement retardé ; et il sera facile de voir combien il a été utile, et quel beau résultat il m'a donné dans le second cas où j'ai dû le pratiquer.

DEUXIÈME OBSERVATION

C'est un homme de quarante ans, dont je présente la photographie. En voici l'observation, elle a d'ailleurs une grande analogie avec la précédente.

Ouvrier orthopédiste travaillant à Saint-Etienne, il avait toujours reculé devant la perspective d'une opé-ration, son infirmité, quoique très accusée, ne nuisant pas à son travail. Mais un jour il perdit sa place, et se trouva alors dans la plus grande misère, car, dans l'état de difformité où il était, personne ne voulait l'employer. C'est alors que, d'après les conseils de mon excellent ami le Dr Cartier, il entra dans le service de M. Pollosson, chirurgien major de l'Hôtel-Dieu.

Je pratiquai l'ostéoclasie. Os dur, sec comme dans le cas précédent ; absence de périoste, fracture complète ballottante. Contension par la *culotte* de plâtre sans tentative de redressement. Aucune dou-leur, aucune tendance au chevauchement.

Le vingtième jour j'essaie le redressement : ten-dance des fragments mobiles à chevaucher, réinté-gration du malade dans sa gouttière primitive. Au trente-cinquième jour, nouvelle tentative, union des fragments par un cal mou, redressement facile, sans péril de chevauchement, bien que la difformité fût considérable. Le soixantième jour, la consolidation était complète, et le résultat excellent : rectitude des membres et intégrité des articulations du genou.

Ces faits sont très instructifs ; ils sont rares, puisque je n'en ai constaté que quatre sur plus de six cents opérations ; on aura plus fréquemment lieu de pratiquer le redressement successif dont je vou-drais également poser les indications.

Redressement successif.

Au début de cet exposé, j'ai parlé des indications tirées de l'étendue de la difformité et de l'état des parties malades. Lorsque, en effet, la difformité est très accusée comme dans certains *genu valgum* de nature inflammatoire, et le plus souvent dans les ankyloses du genou à angle droit ou aigu, il faut alors pratiquer le redressement successif. C'est ce que j'ai fait chez les deux malades que je me propose de vous présenter.

Mais avant, je dois vous signaler la conduite à tenir dans les cas de courbure rachitique de la jambe. Il arrive alors fréquemment que le redressement devient très difficile, quelquefois même impossible : les parties molles, les muscles, sont tendus comme les cordes d'un arc, sur les os incurvés, et opposent au redressement une résistance considérable, presque invincible : ceci se présente dans les difformités extrêmes. Or, dans ces cas, il faut redresser un peu sans user de violence, puis attendre un jour ou deux. Alors, phénomène singulier, cette résistance presque invincible a disparu ; le redressement est devenu facile, on peut le faire complètement ou en partie notable, sauf à l'achever quelques jours plus tard dans les mêmes conditions. En procédant de même pour certaines ankyloses du genou, alors que la résistance siège également dans les parties molles, musculaires et fibreuses, anciennement enflammées, on redresse avec la même facilité. J'ai signalé les cas d'ankyloses du genou très accusées, pour lesquels le redressement successif est une nécessité : comment, en effet, combler le vide considérable produit entre les deux fragments renversés, sinon par le redressement successif?

J'ai procédé ainsi pour le malade que je présente. Je n'insisterai pas sur ce cas, j'en ai déjà publié l'observation dans le *Bulletin médical*.

Je ferai seulement remarquer l'angle presque aigu des deux ankyloses et la grande difformité des os et surfaces articulaires. Après huit ans, je dois faire constater combien le résultat, parfait dans son genre, s'est maintenu dans son intégrité : ouvrier orthopédiste, il travaille huit heures par jour, presque constamment debout.

TROISIÈME OBSERVATION

Le cas suivant rentre dans le même ordre et montre un autre fait très heureux qui se produit en redressant ainsi successivement. Je veux signaler la disparition de l'angle aigu des fragments, angle remplacé par une simple courbure. Ce jeune homme, qui a maintenant quatorze ans, avait eu une ostéite suppurée juxta-épiphysaire de l'extrémité inférieure du fémur droit, vers l'âge de deux ans. Guéri avec trépanation, il en était résulté une ankylose incomplète du genou, contre laquelle on voulut lutter longtemps. A l'âge de trois ans, M. Daniel Mollière, mon cher et regretté maître, eut à le soigner pour une fracture dans le foyer même de l'ostéite. La consolidation fut très rapide, toute suppuration avait disparu, il ne restait de l'ancienne ostéite qu'une cicatrice qui se voit encore.

Mais, en grandissant, on ne tarda pas à s'apercevoir que peu à peu l'enfant se déviait en *genu valgum*. La cause de cette déviation était simple à établir : le cartilage épiphysaire mortifié en dehors par l'inflammation n'existait plus qu'en dedans ; de ce côté donc l'os continuait à croître : de là une incurvation qui devait fatalement progresser en proportion de la croissance. Inutile d'opérer, la récidive eût été fatale. Daniel Mollière crut devoir attendre.

C'est ainsi que j'ai eu à l'opérer, il y a quarante jours seulement, pour sa difformité qui était devenue extrême, presque à angle droit, comme on peut le voir sur ce plâtre de moulage. — A cause même de cette difformité exagérée l'indication était évidemment de fracturer très bas, c'est ce que je fis avec mon excellent ami, le Dr Paul Gouilloud, en saisissant le membre latéralement d'arrière en avant, car l'os était recourbé en dehors.

— Règle générale : en ostéoclasie il faut fracturer le sommet de la courbure en avant. —

L'os fut très résistant, le siège de la fracture était un peu au-dessous de la cicatrice.

Je ne pratiquai le redressement que dix jours après : la consolidation était déjà tellement avancée que j'eus grand peine à redresser et en partie seulement, un tiers environ. Huit jours après, mêmes manœuvres et mêmes résistances. J'attendis moins pour le troisième redressement, que j'ai un peu exagéré en prévision de l'avenir, car la croissance n'est pas encore complète. Au moment de ces redressements successifs, il est facile de constater que ce n'est pas seulement le point fracturé de l'os qui cède, mais on a la sensation que les fragments eux-mêmes se plient, particulièrement le fragment supérieur, ce qui concourt ainsi au redressement. Ceci explique ce fait heureux dont je parlais tout à l'heure : l'effacement de la saillie des fragments, qui, s'il en était autrement, devrait être considérable, proéminant au milieu des parties molles ; ce qui ne serait pas sans de graves inconvénients. Ainsi, le redressement successif donne des résultats parfaits et ne nuit en rien à la consolidation.

Chez mon jeune opéré cette consolidation était complète au trentième jour.

Aujourd'hui on peut constater la parfaite solidité du membre, l'effacement des saillies osseuses, quoique j'aie un peu exagéré le redressement. Je dois ajouter que je fais en général le redressement sans anesthésie : dans le cas présent il en a été ainsi grâce au courage de mon jeune opéré.

CONCLUSIONS

Ainsi, d'une manière générale, deux principes dominent toute l'ostéoclasie :

1° Serrer vigoureusement l'os à briser, l'immobiliser d'une manière absolue, ce qui donne la *facilité*, la *précision*, l'*innocuité* complète.

2° Savoir attendre pour redresser, ce qui évite à l'opéré toute douleur, tout gonflement, toute inflammation en un mot.

J'ai pu ainsi faire de l'ostéoclasie une méthode générale, appliquée six cent quarante-deux fois dans les cas les plus divers, et avec des résultats si parfaits, qu'il n'est souvent pas possible de retrouver les traces de l'opération, comme le témoignent mes quarante-huit conscrits devenus soldats.

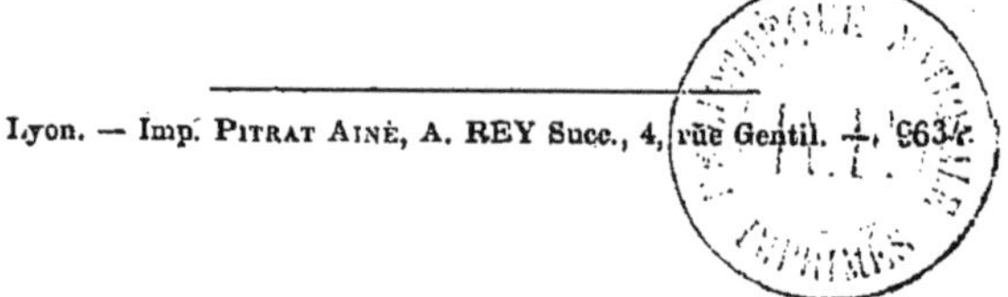

Lyon. — Imp. Pitrat Aîné, A. REY Succ., 4, rue Gentil. — 663.